AF319197

COMMUNICATION

FAITE

AU CONGRÈS INTERNATIONAL DE MÉDECINE

Paris, 2-9 Août 1900

SECTION D'OBSTÉTRIQUE

ACCOUCHEMENT FORCÉ

DANS LES

Hémorragies pour Insertions vicieuses du Placenta

Par le Dr CAMILLE FOURNIER

CHIRURGIEN-ACCOUCHEUR

PROFESSEUR A L'ÉCOLE DE MÉDECINE D'AMIENS

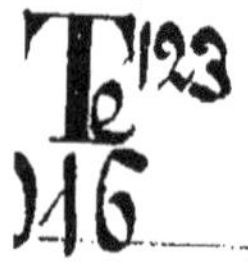

AMIENS

IMPRIMERIE PICARDE, 71, RUE FRÉDÉRIC-PETIT

1900

COMMUNICATION

FAITE

AU CONGRÈS INTERNATIONAL DE MÉDECINE

Paris, 2-9 Août 1900

SECTION D'OBSTÉTRIQUE

~~~~~~~~~~~~

ACCOUCHEMENT FORCÉ

DANS LES

Hémorragies pour Insertions vicieuses du Placenta

Par le Dr Camille FOURNIER

CHIRURGIEN-ACCOUCHEUR

PROFESSEUR A L'ÉCOLE DE MÉDECINE D'AMIENS

AMIENS

IMPRIMERIE PICARDE, 71, RUE FRÉDÉRIC-PETIT

1900
~~~~~~~~~~~~

ACCOUCHEMENT FORCÉ

pour l'insertion vicieuse du placenta avec hémorrhagie

PAR

le Dr Camille FOURNIER d'Amiens,

Professeur de Clinique obstétricale et de Gynécologie.

Tous les accoucheurs admettent la rareté des insertions vicieuses du placenta qui s'accompagnent d'hémorrhagies importantes ; tous admettent aussi la gravité de leur pronostic : la mortalité maternelle est de 25 à 40 pour 100, quand on n'intervient pas, la mortalité infantile est de 70 pour 100 environ. Tous les accoucheurs admettent la nécessité d'agir au moyen de l'une des interventions suivantes : tamponnement, rupture des membranes, introduction de ballons de Barnes, de Champetier, du colpeurynter, version de Braxton Hicks : la mortalité diminue alors beaucoup et peut tomber pour les mères de 20 à 10 pour 100 et même au-dessous de ce taux. Cela suffit à démontrer l'utilité de ces méthodes.

Eh bien ! tout en rendant justice aux partisans de ces diverses méthodes, qui peuvent être appliquées dans de certains milieux à certains cas particuliers, tout en remarquant la simplicité du tamponnement ou de la rupture des membranes, à la portée de praticiens ou de sages-femmes peu instruits et peu expérimentés, *je dis qu'il n'existe réellement pour ces hémorrhagies placentaires qu'un seul traitement* : **l'accouchement forcé.**

De tous côtés on y vient, on y accourt par des chemins détournés et on propose cette méthode pour l'éclampsie, pour bien d'autres cas encore : les uns dilatent le col avec des ballons après avoir rompu les membranes, les autres font la version bipolaire après avoir tamponné, d'autres encore appliquent le forceps dans un col incomplètement dilaté : procédés mixtes, moyens compliqués, éclectisme retardataire ! Parfois quelqu'un agit comme Ambroise Paré et il vous apporte son observation : jamais il ne le regrette, car, outre qu'il est bien accueilli par vous, presque toujours il vous signale un succès.

Or, laissant de côté les accouchements forcés pour éclampsie et vomissements incoercibles que j'ai eu l'occasion de pratiquer, je viens aujourd'hui vous apporter 7 observations de placentas marginaux ou centraux graves avec hémorrhagies importantes : *7 fois j'ai pratiqué l'accouchement forcé, 7 mères sont vivantes*, ainsi que 4 enfants : la mortalité maternelle est nulle. Pour ce motif et pour d'autres que j'énoncerai, je préconise donc cette méthode comme supérieure à toutes les autres.

Nous savons bien tous qu'elle a été imaginée par Ambroise Paré et Guillemeau, mais qu'ensuite les insuccès qu'elle entraîna à cause de l'infection, l'ont jetée dans le discrédit. Ce n'est que récemment qu'elle vient de sortir de cet oubli, grâce à l'avènement des moyens antiseptiques. *Mon premier cas date du 11 Mai 1895* et je suis bien obligé de revenir ici sur la question de priorité, en faisant remarquer qu'aucun des auteurs modernes n'appliquait jusque-là la méthode dans sa pureté d'autrefois. L'accouchement méthodiquement rapide de Tarnier (1894) est autre chose ; Harris (1894) ne terminait pas l'accouchement, car il faisait la version bipolaire et attendait ensuite l'expulsion spontanée. M. Bonnaire ne décrit qu'en 1897 le procédé de dilatation manuelle qu'il faut admirer. Je ne vois donc pas qu'on ait pratiqué avant 1895, avec le concours de l'antisepsie, cet accouchement forcé, que j'ai d'emblée exécuté dans la rigueur primitive de ses 2 temps, connexes et inséparables : *la dilatation forcée du col* d'abord et *la version podalique* ensuite. Seule, leur réunion constitue la méthode.

L'accouchement forcé est une *lutte d'urgence* que l'accoucheur entreprend contre les hémorrhagies des 3 derniers mois de la grossesse ou de l'accouchement. Lui seul est capable de faire l'hémostase complète, rapide et certaine de l'utérus qui saigne : la bataille est livrée sur le terrain de la parturiente qui perd à la fois son sang et ses forces vitales, par l'accoucheur qui veut faire l'hémostase prompte et définitive des vaisseaux ouverts ; il y a la même urgence que si l'artère radiale était sectionnée : pourrait-on hésiter de la lier ?

Je préconise l'accouchement forcé, parce que c'est la seule méthode à la fois logique, complète et efficace.

Je dis qu'elle est *logique* : D'une part si on n'intervient pas, la femme exsangue menace de succomber et succombe souvent ; d'autre part, si l'utérus est vidé, toute hémorrhagie cessera. Il faut donc *vider l'utérus* : l'accouchement forcé est la seule méthode qui réalise cette indication.

Je dis qu'elle est *complète* : Après dilatation du col, on introduit la main et on pratique la version podalique ; on extrait le fœtus, le placenta et les membranes, *on extrait tout*, on vide complètement l'utérus, afin qu'il régresse, afin qu'il pince lui-même ses vaisseaux, afin qu'il se fasse à lui-même son hémostase : l'accouchement forcé est la seule méthode qui donne ce résultat.

Je dis qu'elle est *efficace* : Le sang ne coulera plus désormais, *rien n'est plus à craindre* pour la parturiente, tout aussitôt que l'intervention est terminée. Le résultat obtenu est matériel, tangible ; il apparaît avec la même évidence que dans une kélotomie pratiquée pour hernie étranglée et l'on peut affirmer que l'on *a fait tout ce qu'il était possible de faire* pour sauver la malade : on a supprimé l'obstacle.

J'ajoute que nous ne voudrons jamais réaliser cette intervention logique, complète et efficace qu'en nous armant de deux moyens puissants et nouveaux, sans lesquels la lutte d'urgence que nous entreprenons ne peut être permise : je veux parler de l'*antisepsie* avant, pendant et après, pour éviter l'infection si grave des anémiées et des *injections de sérum* pour les ramener à la vie, si elles ont perdu trop de sang.

L'*indication unique* me paraît être l'apparition d'hémorrhagies importantes, constatées à la fin de la grossesse ou au commencement de l'accouchement. Que la femme soit en travail ou ne le soit pas, il faut agir et voici le manuel opératoire qui me paraît le meilleur :

Désinfecter le champ opératoire et se désinfecter soi-même, avoir sous la main une injection chaude de sérum toute préparée.

Chez une *multipare, dilater* le col au moyen d'une main (procédé de Harris), ce qui suffit souvent, ou au moyen des deux mains (procédé de Bonnaire).

Chez une *primipare, dilater* le col imperméable avec des bougies de Hégar, puis avec l'index ; préférer ensuite la dilatation manuelle à la dilatation instrumentale, qui est plus longue et expose davantage à l'infection ; se servir surtout du procédé de Bonnaire. Et, comme ce temps est très long et peut durer plus d'une heure, anesthésier la parturiente.

Quand la dilatation est suffisante, c'est-à-dire peut laisser passer facilement toute la main, pratiquer la *version podalique*, en passant sur le côté du placenta, s'il est marginal, à travers lui, s'il est central. Aller à la recherche d'un pied assez vite pour obturer le col avec l'avant-bras et éviter l'écoulement de trop de liquide au dehors. Ne précipiter la version que dans les derniers temps, s'il y a espoir d'obtenir un enfant vivant. Le forceps serait difficile, la présentation ne s'engageant pas à cause du coussin placentaire ; il serait trop long La version podalique est le meilleur moyen. Après l'enfant, *extraire le placenta et les membranes*, vider complètement l'utérus. Et surtout donner une *injection intra-utérine antiseptique* pour terminer.

Tels sont les deux temps qui composent essentiellement l'accouchement forcé : la dilatation artificielle du col et la version podalique.

Je crois cette méthode capable de sauver presque toutes les mères, pourvu qu'on l'applique à temps ; je la crois capable de donner une mortalité maternelle presque nulle et bien inférieure à celle des autres méthodes. Sur mes 7 cas, 7 fois j'ai réussi, 4 enfants sont vivants ; l'existence des enfants me parait secondaire dans des circonstances aussi graves que celles de ces placenta prœvia hémorrhagiques.

Le tableau ci-joint vous montre les résultats obtenus :

1.	5 parc.	Placenta	marginal.	Dilatation	manuelle.	Enfant	mort.	Mère vivante
2.	5 —	—	marginal	—	—	—	vivant	—
3.	1 —	—	central	—	par ballons	—	mort	—
4.	6 —	—	central	—	manuelle	—	vivant	—
5.	1 —	—	marginal	—	—	—	—	—
6.	4 —	—	central	—	—	—	—	—
7.	3 —	—	marginal	—	—	—	mort	—

Mortalité maternelle — 0 pour 100.

Mortalité fœtale — 43 pour 100 ou 3 sur 7.

Voici maintenant les 7 observations que je possède. Je me permettrai de les rapporter tout au long plutôt que de les analyser, car je suis convaincu que les raisonnements ne valent pas les faits et qu'il vaut mieux vous apporter les résultats de ma pratique que d'essayer de longues théories à son égard. J'ai passé volontairement sous silence un grand nombre d'observations de placenta insérés trop bas ou accompagnés d'hémorrhagies insignifiantes et n'ai voulu relater ici que les cas vraiment graves d'hémorrhagies placentaires.

OBSERVATION I

*Publiée dans les archives de Gynécologie et de Tocologie
(Janvier 1896).*

Une femme de 36 ans, ayant accouché quatre fois sans aucun accident, est *enceinte pour la cinquième fois.*

Elle vomit quelque peu jusqu'au huitième mois, souffre de maux de tête avec éblouissements vers la fin de sa grossesse. Dans la dernière quinzaine de cette grossesse, elle perd en plusieurs fois une petite quantité de liquide amniotique.

Le *8 mai 1895*, hémorrhagie abondante sans douleurs utérines.

Le 9 et le 10 mai, nouvelles pertes sanguines moins accusées.

Dans la nuit du 10 au 11, écoulement de liquide amniotique. La malade entre le *11 mai*, à 8 heures du matin, dans le service de clinique obstétricale du professeur J. Lenoël.

La figure est pâle, ses lèvres et ses muqueuses décolorées; l'anémie est récente et due aux hémorrhagies. Il y a un léger œdème de la face, de l'hypogastre et des jambes ; une petite quantité d'albumine dans les urines.

Le palper abdominal est rendu difficile par l'œdème suspubien et les contractions indolores de l'utérus. La tête du fœtus est dans la fosse iliaque gauche ; je crois sentir le placenta remontant vers la fosse iliaque droite Les bruits du cœur ont leur maximum sur une ligne allant de l'ombilic au rebord des fausses côtes du côté gauche : Au toucher, le col est à gauche et en arrière, long de 3 à 4 centimètres, entr'ouvert et permettant l'introduction de deux doigts ; l'index perçoit sur le bord droit du col, et venant l'effleurer, le bord du placenta, inséré sur le segment inférieur. Aucune partie fœtale n'est perçue par le toucher, il n'y a pas encore d'engagement. Le placenta est *marginal.*

A 10 heures du soir, les contractions utérines étant devenues énergiques, une hémorrhagie formidable se déclare ; elle s'arrête cependant à la suite d'injections vaginales très chaudes : la parturiente a pu perdre 1/2 litre de sang ; elle tombe en syncope, puis revient lentement à elle.

Nous constatons, M. Lenoël est moi, la présentation de la tête en OIGA, au détroit supérieur, où cette tête est encore mobile. Le col reste élevé, long de 2 centimètres, ouvert de manière à atteindre un peu plus que les dimensions d'une pièce de 2 francs et un peu moins que celles d'une pièce de 5 francs. Il persiste un suintement sanguin continu, la malade est faible et défaillante.

Devant l'imminence d'une nouvelle et sans doute mortelle hémorrhagie, M. Lenoël me conseille la version podalïque, sous le chloroforme. J'introduis la main droite dans le vagin, puis 3 doigts dans le col. En 15 minutes environ, je parviens à introduire successsivement tous les doigts de la *main*, puis la main et le poignet, c'est-à-dire à dilater lentement et forcément le col utérin. Je romps les membranes en les grattant, car je ne trouve pas le point où elles ont dû être déchirées pour laisser s'écouler une certaine quantité d'eau ; puis je suis le plan dorsal et latéral gauche du fœtus. Je saisis son pied droit que je ramène dans le vagin. Mais, en même temps que le fœtus évolue et que la tête remonte, une anse du cordon descend également et vient faire procidence à la vulve : les vaisseaux funiculaires n'ont plus aucun battement. Je dirige le dos du fœtus à droite et en avant, je fléchis la tête dernière par la manœuvre de Mauriceau et j'extrais l'enfant.

L'enfant mort pèse 3400 gr. Tous les moyens employés, tractions de la langue, insufflation, restent sans effet. Le placenta sort immédiatement après l'enfant et pèse 600 gr. Le cordon a 70 cent. Il n'y a pendant ces manœuvres qu'un écoulement sanguin négligeable.

La reconstitution de l'œuf montre que les membranes ont été déchirées au ras du bord placentaire. Une injection intra-utérine est faite de suite avec 0,30 centigr. de sublimé dans 2 litres d'eau bouillie.

Le lendemain matin : 36°8, utérus au niveau de l'ombilic. Suites tout à fait normales. La femme sort le 16 mai, huit jours après son accouchement, se trouvant en bonne santé, malgré sa pâleur. Ses urines n'ont plus contenu d'albumine depuis l'accouchement.

OBSERVATION II

Publiée dans l'Obstétrique (Septembre 1898).

Mme L..., *5 pare*, parvenue quinze jours avant le terme de sa grossesse, appelle à la fois M. le docteur Lenoël et moi pour une hémorrhagie grave, qui vient de se produire. Nous arrivons chez elle en même temps. Elle avait perdu une quantité considérable de sang et depuis quelques heures ressentait des douleurs. Pendant que nous délibérons à son sujet, nouvelle hémorrhagie abondante. La dilatation du col étant intermédiaire entre 2 et 3 francs, M. Lenoël plonge *la main* dans le vagin, introduit les doigts dans le col, puis la main, va chercher un pied de *l'enfant* qui se présentait par le sommet et le ramène *vivant*. Le placenta, sorti presqu'aussitôt, était inséré de telle sorte que son bord affleurait le bord du col entr'ouvert ; il était *marginal*. Je n'ai pu conserver les détails de cette intervention, mais je puis affirmer que la mère, quoique affaiblie, se rétablit en peu de temps et qu'aucune antisepsie n'a été faite chez elle. Elle a certainement bénéficié de la rapidité de l'intervention.

OBSERVATION III

Publiée dans l'Obstétrique (Septembre 1898.)

Primipare de 25 ans, mariée depuis 3 ans, devient enceinte à la fin de l'année 1896, à la suite de dilatations de l'utérus faites pour anteflexion congénitale. Deux mois avant terme, elle se réveille dans la nuit, mouilée par un flot de sang. Elle s'en inquiète peu. Quinze jours plus tard, nouvelle perte le matin pendant qu'elle est au lit. On m'affirme que cette perte a été assez abondante. Repos relatif et huit jours plus tard nouvel écoulement sanguin. Au cours du 7e mois, ces trois pertes se sont donc produites et dans la dernière huitaine de ce mois, elles se sont rapprochées ; la 4e a été suivie de plusieurs autres presqu'immédiates. Un samedi, l'écoulement du sang a persisté, léger, et presque continu pendant plusieurs heures. Le lendemain, dimanche, j'intervenais.

Depuis 5 jours, j'avais mis auprès de la parturiente une sage-femme tout à fait habituée aux pratiques antiseptiques : une injection de sublimé avait été donnée chaque matin, des savonnages et des lavages de la vulve faits soigneusement, la mauvaise odeur des caillots avait disparu. J'avais averti la famille du danger et de la nécessité de provoquer l'accouchement si les pertes continuaient, parce que la malade allait promptement s'épuiser.

Le dimanche matin, à 9 heures, une petite hémorrhagie s'étant déclarée, des douleurs étant survenues dans les reins et un peu dans le ventre ; l'état général étant bon néanmoins, et le pouls à 80 ; la vulve fut savonnée rasée désinfectée de nouveau, une nouvelle injection de sublimé donnée, et, le col étant entr'ouvert comme une pièce de 0,50, j'y introduis le doigt, puis un petit ballon de Barnes, en me servant d'une valve et d'une pince de Museux.

A ce moment, la présentation étant OIGA, les bruits du cœur du fœtus étaient rapides, mais forts, la tête fœtale un peu engagée, mais très mobile et nettement séparée du doigt par un coussin siégeant sur le segment inférieur de l'utérus, plus épais à droite qu'à gauche. Le placenta paraissait donc inséré sur tout ce segment inférieur, mais davantage à droite. C'était un *placenta central*.

Le ballon de Barnes tombe au bout d'une heure. La sage-femme, Madame Boucher, applique un ballon de Champetier dans le vagin, où il reste 5 heures.

A 5 heures de l'après-midi, la dilatation était comme 2 francs ; je place pendant 1 heure le dilatateur de Tarnier et l'orifice du col devient comme 5 francs. La malade, qui n'avait pas saigné beaucoup depuis le matin, perd beaucoup de sang pendant cette application. Je retire donc le dilatateur, et je place le *ballon* de Champetier dans le col. A 6 heures 1/2 la dilatation était à peu près complète. En retirant le Champetier, de gros caillots tombent dans le vagin. Je décide la version immédiate.

Le chloroforme étant administré par Madame Boucher, j'introduis la main dans une vulve et un vagin tellement étroit que mon avant-bras les déchire, puis dans le col où je trouve un cotylédon détaché du placenta. Avec une longue pince, guidée sur mes doigts, je crève le placenta au centre et, sans laisser s'écouler beaucoup de liquide amniotique, je pousse à la recherche d'un pied. Mes doigts s'accrochent dans le cordon dont je ne sens plus les battements ; je descends le pied droit dans le vagin et je fais évoluer facilement l'enfant que j'extrais à la vulve par la manœuvre de Mauriceau. Son cordon ne bat plus. La vulve étroite se déchire vers l'anus. L'enfant de 8 mois, d'une pâleur d'exsangue, a encore des battements cardiaques ; mais, malgré la respiration artificielle, les tractions de la langue, les frictions, il ne respire pas une seule fois : *enfant mort.*

Le placenta est extrait au bout de 5 minutes. Une injection intra-utérine à la teinture d'iode est donnée; le périmée est suturé. Les suites de couches sont normales ; une injection phéniquée est donnée tous les jours. L'accouchée est très pâle. Son pouls a atteint 100 après l'accouchement et se maintient dans les jours qui suivent entre 90 et 80, ce qui montre bien que l'intervention pratiquée ne devait pas trop tarder.

Le placenta est intéressant. Il pèse 400 grammes, il est très pâle, anémique, présente la forme ovale de la coupe d'un œuf, avec une extrémité plus grosse, la longueur de

21 cent. dans un sens et de 16 dans l'autre ; le cordon est inséré plus près de la grosse extrémité, à 8 cent. Entre l'attache du cordon et la petite extrémité, il y a une distance de 12 cent. ; sur ces 12 centimètres, la déchirure rectiligne du placenta a 10 cent., part à 2 cent. de la base du cordon et gagne le bord de la petite extrémité. La main introduite puis l'enfant, ont donc provoqué une déchirure de 10 cent. ayant exactement la direction du rayon du cercle oblong, formé par la masse placentaire ; le point de départ de cette déchirure correspond en outre au centre du placenta, et l'insertion du cordon est à 2 cent. en dehors de ce centre. A noter encore que le placenta était inséré sur tout le segment inférieur de l'utérus, que les 2/3 de sa masse occupaient la partie droite et postérieure de ce segment et le 1/3 occupait la partie gauche et antérieure ; il faut en effet tenir compte de ce que la partie gauche est mince et oblongue, la partie droite épaisse et ramassée. Le cotylédon détaché provenait de la région centrale du placenta, qui a été déchiré par une pince pour le passage des doigts et de la main.

OBSERVATION IV

Publiée dans la thèse du Dr Degouy, sur l'insertion habituelle du placenta.

La nommée P... Marie est entrée le 20 août 1898 dans le service de Clinique obstétricale de M. le Dr Fournier.

Ses antécédents héréditaires sont nuls. Elle a marché à 11 mois et a été réglée normalement à 13 ans.

Sa première grossesse à 16 ans fut terminée par un avortement à 4 mois. Enceinte une deuxième fois à 17 ans, elle accoucha prématurément à 8 mois, à la suite, dit-elle, d'une chute en bas d'un trottoir ; l'enfant était mort. Sa 3e grossesse, à 18 ans, se termina par un accouchement normal à terme ; l'enfant mourut 15 jours après. Elle accoucha une 4e fois à terme, à 20 ans ; l'enfant mourut au bout de 4 jours.

A 23 ans, 5ᵉ grossesse, terminée par un accouchement normal à terme d'un enfant bien portant, qui vit encore et a aujourd'hui 6 ans, cette femme nous raconte qu'elle a perdu du sang pendant les 5 jours qui ont précédé ce dernier accouchement.

A 29 ans *6ᵉ grossesse*, actuelle. Cette femme nous dit avoir eu ses dernières règles dans les premiers jours de décembre 1897 ; à l'inspection elle paraît à terme ou bien près du terme ; par la palpation nous constatons que le fond de l'utérus, un peu porté à droite, s'élève jusqu'au creux épigastrique et sous le rebord des fausses côtes ; la présentation est le sommet non engagé et la position une OIGA ; par le toucher vaginal on arrive sur un col long encore de 2 centimètres environ et dont l'orifice interne admet facilement la pulpe de l'index. Le doigt perçoit alors une masse de consistance toute particulière recouvrant l'orifice interne ; cette masse n'est pas formée par des caillots qui s'écraseraient sous la pression du doigt, c'est bien du tissu placentaire : insertion *centrale*.

Le bassin de cette femme est normal ; pas d'albumine dans les urines. Par l'interrogatoire et par l'examen, nous ne parvenons pas à trouver la cause de ces avortements et de cette polyléthalité fœtale considérable.

Cette 6ᵉ grossesse évolua normalement jusqu'à la fin du 7ᵉ mois, mais alors se déclara une hémorrhagie qui dura toute une journée, 8 jours après, nouvelle perte de sang qui dura encore une journée ; 8 jours après encore, nouvelle hémorrhagie plus abondante que la précédente et qui effraya l'entourage.

On fit appeler une sage-femme qui, après examen, réclama l'assistance d'un médecin ; ce docteur porta le diagnostic de placenta prœvia et conseilla à la malade d'entrer à l'hôpital.

La parturiente n'eut pas d'hémorrhagies le 1ᵉʳ jour qui suivit son entrée dans le service, mais le lendemain et le surlendemain se déclarèrent 2 pertes de sang assez abondantes ; de plus la température monta à 38° le 23 août.

Craignant l'infection et une hémorrhagie plus grave. je me décidai. sur le conseil de M. Fournier, à intervenir le 23 août à 4 heures du soir, depuis 3 jours la malade était soumise à une désinfection sérieuse.

Après chloroformisation et nouvelle désinfection je procédai à la *dilatation manuelle* par la méthode de M. Bonnaire ; Comme il n'y avait pas d'engagement et que le col se trouvait assez haut situé, je dus faire abaisser le fond de l'utérus par un aide. En moins de 20 minutes, le col, dont l'orifice intérieur était à peine dilaté de la grandeur d'une pièce de 1 fr. passa à la dilatation à peu près complète ; même alors les doigts ne sentaient encore partout que le tissu placentaire. Il est à remarquer que la malade ne perdit au cours de cette dilatation qu'une quantité de sang tout à fait insignifiante.

De la main gauche je décolle le placenta du côté où se trouvent les pieds du fœtus, c'est-à-dire à droite et en arrière, je romps les membranes près du bord placentaire et je saisis le pied droit ; évolution et extraction assez pénibles ; abaissement alternatif des 2 bras relevés contre la tête et manœuvre de Mauriceau.

Le fœtus, en état d'asphyxie, bleue, respira vite, après quelques légères flagellations, faites avec la main ; il pèse 3200 et paraît à terme ; les diamètres de sa tête sont normaux ; aux pieds les ongles n'affleurent pas la pulpe des orteils ; *enfant vivant.* Une hémorrhagie se déclara aussitôt après l'extraction ; introduction de la main qui constata que le placenta, flottant en partie dans le vagin, était adhérent au segment inférieur et antérieur de l'utérus, qu'il remontait sur la face antérieure et le bord droit de l'organe et que son bord supérieur était situé à 0,08 ou 0,09 cent. du fond. Délivrance, puis injection intra-utérine à l'eau bouillie chaude, suivie bientôt d'une injection sous-cutanée d'ergotine.

Le placenta, très étalé, mince, est irrégulièrement circulaire et très vasculaire ; il pèse 600 gr. ; son plus grand diamètre mesure 0,32 le plus petit 0,29.

Les membranes, épaisses, très résistantes, contiennent, disséminées dans leur surface et à l'entour du placenta, un certain nombre de cotylédons, variant de la grosseur d'une petite noix à celle d'une lentille aplatie. Le fond de l'utérus reste dur et malgré tout un saignement bien prononcé se montre à la vulve pendant les 15 ou 20 minutes qui suivent la délivrance ; c'est le segment inférieur qui saigne.

Deux heures après l'accouchement, la parturiente eut une hémorrhagie considérable par inertie utérine qui nécessita l'entrée de la main dans l'utérus ; nouvelle injection intra-utérine et injections sous-cutanées d'ergotine et de caféine.

Quatre heures après l'accouchement, nouvelle hémorrhagie violente arrêtée par l'introduction de la main parfaitement désinfectée, mais cependant trempée à la hâte dans le sublimé ; nouveau lavage utérin et nouvelles injections d'ergotine après que la main eut débarrassé soigneusement la cavité utérine de tous les caillots qui s'y trouvaient contenus.

Après cette dernière hémorrhagie, la malade, exsangue et prise de nausées, de vomissements, présentait un pouls misérable, filiforme. Je lui fais injecter immédiatement 1500 gr. de sérum artificiel dans le tissu cellulaire ; on la place la tête basse ; on lui met des boules d'eau chaude autour du corps, et toute la nuit on lui donne des boissons alcooliques à haute dose.

Le lendemain matin, la malade était en pleine réaction : sueurs abondantes, diurèse, diarrhée, pouls fort et à 90 ; température 37° 9. L'après-midi, nouvelle injection sous-cutanée de 1500 gr. de sérum ; le soir la température était à 37° 9 ; le surlendemain petits lavements d'eau salée toutes les 3 heures ; toniques à l'intérieur ; le pouls se maintient, mais la température du soir s'élève à 38° 3 ; injection intra-utérine d'eau bouillie (2 litres) ; à partir de ce moment la température se maintient à 37° 5 37° 6.

Cette femme quitta le service en bonne santé le 3 septembre 1898, c'est-à-dire 14 jours après son accouchement.

OBSERVATION V (inédite)

Madame D..., 27 ans, *primipare* habitant la campagne, robuste, sans aucun antécédent digne d'être noté, est enceinte pour la première fois, au bout de 6 ans de mariage. Grossesse normale, lorsque à la fin du 8° mois elle perd la valeur de deux grands verres de sang. Huit jours plus tard, le 23 avril 1899, nouvelle perte analogue. Le 24, à 10 heures du soir, perte abondante qu'on évalue à 1/2 litre, apparue dès le premier sommeil.

Le Dr Dubois de Querrieu, son médecin habituel, a conclu à un placenta prœvia et administré des injections très chaudes pour calmer l'hémorrhagie qui est complètement terminée à 11 heures du soir. Je vois la malade avec lui à 1 heure du matin, je constate un bon état général, mais un pouls à 100, et, comme lui, je trouve le coussin placentaire dans la région antérieure du segment inférieur, effleurant l'orifice interne du col. Il s'agit d'un OIDP avec placenta prœvia *marginal*.

Bien qu'il n'y ait aucune douleur, aucune trace de contractions utérines, le col étant long de 3 centimètres, effilé, pointu et imperméable au doigt, comme chez les primipares, fidèle à la méthode sus-indiquée, convaincu qu'on ne peut que perdre à attendre, je propose l'accouchement forcé, sans répondre de la vie de l'enfant et dans le but de sauver la mère. La famille accepte et je commence la dilatation.

J'introduis des bougies de Hégar dans le col jusqu'à ce que je puisse y placer l'index droit. Mais, au moment où je veux introduire l'index gauche, la malade souffre beaucoup des reins, et cette première dilatation ayant déjà duré

20 minutes, M. Dubois lui administre le chloroforme afin
que je puisse continuer. Cette dilatation est continuée au
moyen du *procédé de Bonnaire* ; abaissement du col, introduction des 2 index, puis d'un troisième doigt. Le col et le
segment inférieur se tendent et remontent de telle sorte
qu'il faut abandonner ce procédé pour ne se servir que de
la main droite : 3 doigts, puis 4, puis 5 sont introduits malgré la résistance de l'orifice externe ; il ne reste bientôt
plus qu'à faire passer la grosse partie de la main, corres-
pondant aux articulations métacarpo-phalangiennes. La
quantité de sang perdu pendant cette dilatation manuelle
peut être évaluée à 1/2 litre au total, à plusieurs reprises,
et chaque fois que les doigts décollent le placenta, qui est
marginal : le sang coule davantage à la fin de cette dilatation et les membranes se rompent.

Je fais alors pénétrer toute la main et l'avant-bras dans
la cavité utérine et je vais à la recherche du pied. Le pied
droit est ramené et le fœtus évolue assez facilement malgré
la très petite quantité de liquide amniotique qui l'entoure ;
je le dégage lentement à travers le col ; puis, quand le siège
a franchi ce col, je hâte le dégagement, le dos étant tourné
vers la cuisse droite de la mère l'OIGA étant par la version
transformée en une dorso postérieure droite : le cordon ne
bat plus ; néanmoins, anse au cordon, dégagement des 2
bras, manœuvre de Mauriceau, le tout très rapidement.

L'enfant en asphyxie pâle et du poids de 2200 gr. est
rappelé à la vie par M. Dubois, qui lui pratique la respiration artificielle ; *enfant vivant.* La durée de la dilatation
et de l'extraction a été de 1 heure 45 ; le chloroforme a été
administré pendant 1 heure 1/4 exactement : 30 grammes
seulement ont été donnés.

Après cette extraction de l'enfant, l'utérus saignant
encore, j'introduis de nouveau la main dans cet organe et
j'extrais le placenta décollé à sa partie inférieure et un peu
déchiqueté. Très allongé dans le sens vertical, ce placenta
s'insère sur la face antérieure et droite de l'utérus, sur la

presque totalité de la hauteur de cette face. Il est formé de cotylédons épais et séparés les uns des autres par des intervalles trop grands, il est multilobé. Son extrémité inférieure est aplatie, laminée sur une étendue de 4 cent. environ, elle affleure l'orifice interne du col en avant et à droite. Il pèse 420 gr. Après son extraction, injection intro-utérine avec une petite quantité de sublimé.

Je ferai remarquer que la forme et la situation à la fois élevée et basse (puisqu'il occupait toute la face antérieure utérine) du placenta expliquent que l'enfant ait pu survivre aux hémorrhagies de sa mère. L'extrémité inférieure du placenta seule saignait. Le cordon attaché très près de l'extrémité supérieure sur la masse placentaire, encore adhérente, a dû continuer à alimenter l'enfant, et c'est grâce à cette disposition spéciale que l'enfant a pu résister.

Suites apyrétiques et normales, de sorte que le résultat final est : mère et enfant bien portants aujourd'hui.

OBSERVATION VI (inédite)

Le 29 juin 1899, à 11 heures du soir, je suis parti pour Vers, appelé par le Dr Niquet de Saleux, près d'une femme *4 pare* dont les accouchements avaient été normaux jusque-là. Agée de 30 ans environ, de santé un peu délicate, elle avait eu une assez bonne grossesse. Mais des pertes sanguines s'étaient montrées depuis 15 jours, à 3 reprises, sans grande abondance. Je la trouvai très exsangue pourtant, car elle avait perdu énormément dans l'après-midi.

Elle est presque à terme, très pâle, en état syncopal à plusieurs reprises, toute couverte de sang : il y a du sang sur la chemise, sur les draps, sur le plancher, partout. Le pouls marque 160, il y a des moments où il est trop petit pour être perçu. J'expose à la famille ma crainte de la perdre pendant l'intervention et cependant l'urgence de l'accouchement. L'enfant est en OIDP, encore vivant, presque à terme. On accepte l'accouchement forcé : nous intervenons de suite.

La vulve est savonnée, rasée, désinfectée, ainsi que le vagin au sublimé, le tampon appliqué par M. Niquet est enlevé. Le col est dilaté comme 5 francs, mais tendu comme une corde, mince et coupant, car il y a deux heures la parturiente a pris 2 grammes d'ergotine. Le chloroforme est administré très légèrement par M. Niquet, en raison de l'extrême faiblesse et je pratique en quelques minutes une dilatation plus grande, mais cependant incomplète encore, car l'hémorrhagie se reproduit et je crains qu'elle ne soit fatale : je me hâte le plus possible.

Le placenta étant *central*, j'introduis en vrillant l'index à à travers son tissu que je déchire, rompant l'amnios qui résiste un peu, et je fais pénétrer rapidement la main dans la cavité amniotique. Un flot de liquide et de sang est projeté au dehors. Je saisis le pied droit qui est le plus rapproché de ma main, je l'attire, après avoir constaté que le cordon bat encore ; j'extrais rapidement le fœtus dont je dégage le tronc, les 2 bras, enfin la tête par la manœuvre de Mariceau. Pendant ce temps un morceau du placenta, venant du côté droit, tombe des parties génitales dans le seau. Cette version n'a pas duré plus de 1 minute. L'enfant est pâle, asphyxié : On le frictionne, pendant qu'on sectionne le cordon. C'est une *fille vivante* pesant 3 kilog.

Pendant que M. Niquet la ramène à la vie, je réintroduis la main dans l'utérus et constate la situation exacte du placenta, je le ramène avec membranes ; puis, remarquant que le segment inférieur saigne encore, je laisse la main droite dans la cavité utérine pendant que je presse la paroi utérine entre cette main et la main gauche qui empoigne l'organe à travers la paroi abdominale. Au bout de 3 ou 4 minutes, l'utérus se durcit et se rapetisse, le segment inférieur ne saigne plus.

La mère respire mal et n'a plus de pouls pendant un instant, mais cependant elle revient peu à peu à elle. Nous lui donnons une injection d'eau salée de 1 litre 1/2 sous la peau : le pouls revient perceptible à 160 environ Je la quitte à 2 heures du matin dans un état comparable à celui d'avant l'accouchement

Le placenta pèse 500 : il est étalé, anémié du côté droit davantage que du côté gauche ; il a 25 cent. de long, 20 de large. Je l'ai traversé au moyen de la main à l'union de son 1/3 droit et de ses 2/3 gauches. Inséré sur le pourtour du segment inférieur, il remontait surtout en arrière et à gauche sur la paroi postérieure de l'utérus ; il portait le cordon à son extrémité supérieure, à gauche, en raquette, presque sur les membranes. La plus grande masse formée des 2/3 était donc en arrière et à gauche du col dilaté comme 5 francs au début de mon intervention ; le 1/3 seulement était à droite et c'est une partie de ce 1/3 qui est tombée au cours de la version podalique.

Pendant quelques jours la mère, très faible, reçut des injections de sérum. Elle n'eut pas de fièvre et se rétablit assez vite. Son enfant, atteint d'ictère hémaphétique, devint rosé assez rapidement. Au bout de 15 jours, la mère et l'enfant étaient en bonne santé.

OBSERVATION VII (inédite.

Pauline G .., âgée de 27 ans, entre le 12 juillet 1899, à 2 heures du matin dans mon service de Clinique obstétricale.

Elle a marché à 1 an, fut réglée à 13 ans 1/2, eut un premier acccouchement, en février 1896, normal ; puis un avortement à 2 mois 1/2 en août 1898.

C'est maintenant sa *troisième grossesse*. Les dernières règles datent du 24 novembre 1898 et par suite la grossesse est de 8 mois au moment de l'entrée dans le service. Le premier accident est une hémorrhagie survenue le 11 juillet à 4 heures du soir ; il y avait eu la veille pertes d'eaux rousses.

L'hémorrhagie qui a décidé cette femme à entrer à l'Hôtel-Dieu dure depuis la veille à 4 heures du soir et il est 2 heures du matin. Il y a eu quelques intervalles de cessation, mais la quantité de sang perdu a été très abondante. Les téguments sont très pâles, la peau, les muqueuses sont décolorés ; la faiblesse générale est très grande.

Le bassin est normal, les urines non albumineuses La position du fœtus est une OIGA. L'antisepsie a été nulle jusqu'alors. La malade a 160 pulsations. Il est difficile de dire si les battements, perçus à l'auscultation, sont dus à la mère ou au fœtus.

Au toucher, le col est ouvert comme 5 francs, la tête ne s'engage pas. L'hémorrhagie réapparaît au moindre contact. Le placenta descend dans le col jusqu'en son centre de dilatation, il occupe la moitié droite de l'orifice et se trouve placé là comme une pièce de monnaie, arrêtée dans un orifice trop petit pour la laisser tomber : le bord inférieur de ce placenta correspond au centre de la dilatation, le placenta occupe la moitié droite et est décollé dans cette portion ; dans la moitié gauche de l'orifice cervical bombe la poche des eaux, dont les membranes sont vasculaires et épaisses : *placenta marginal.*

L'interne, M. Lefèvre, applique le dilatateur de Tarnier (mieux aurait valu un ballon) pendant 1 heure 1/2 et le sang coule encore lorsque M. Fournier arrive à 4 heures du matin.

M Fournier fait donner le chloroforme par M. Lefèvre et se met en mesure de pratiquer l'accouchement forcé : dilatation du col du bout des doigts, jusqu'aux dimensions d'une paume de main, ce qui demande 1/4 d'heure. Alors rupture de la poche des eaux qui est très résistante. Il fait pénétrer la main dans le vagin, puis dans le col et l'introduit jusqu'au fond de l'utérus, saisit le pied droit du fœtus, le fait évoluer rapidement et l'extrait, le dos répondant à la cuisse droite de la mère. Dégagement des bras, manœuvre de Mauriceau pour la tête. Le cordon n'ayant jamais battu et la version n'ayant duré que 1 à 2 minutes, *l'enfant* ramené paraît être *mort* depuis quelque temps déjà car il est en état de rigidité cadavérique

La main est réintroduite dans l'utérus, constate que le placenta occupe la face antérieure et le bord droit de cet organe et remonté à 3 centimètres du fond, en même temps qu'il descend dans le col. Extraction du placenta, injection intra-utérine à la teinture d'iode.

L'Enfant, né *mort*, en régidité cadavérique, pèse 2020 gr., il est long de 42 centimètres, très exsangue ; le cordon a 50 centimètres et s'intère en raquette sur un bord latéral.

Le *placenta* est épais de 2 centimètres environ, irrégulier de forme, les cotylédons étant un peu séparés les uns des autres par des espaces plus grandes que d'ordinaire ; il est très itole : Les membranes sont déchirées le long de son bord inférieur, dans la moitié inférieure de sa circonférence. Du côté de cette déchirure, le tissu placentaire est décoloré, grisâtre, exsangue dans une zone de 4 à 5 centimètres ; cette zone correspondait à la partie intra-cervicale du placenta. Le poids est de 400, la hauteur de 20 centimètres, la circonférence de 30 centimètres.

La *mère*, après son réveil, ayant pris seulement 20 gr., de chloroforme, a un pouls de 152 et du refroidissement de la peau. Une injection de sérum de 1 litre est faite dans le tissu cellulaire sous-cutané ; 1[2 litre donné plus tard, dans la journée. La température est de 38°. Les suites sont normales, malgré l'affaiblissement et la pâleur extrêmes. Les lochies étant fétides le 3° jour, une injection intra-utérine est donnée le 15 juillet. L'accouchée sort en bon état, au 13° jour.

Amiens, Imp. Picarde, rue Frédéric-Petit, 71.

9 782013 465601